Sudhoff-Sticker: Zur historischen Biologie der Krankheitserreger. 3. Heft. (Verlag A. Töpelmann in Gießen)

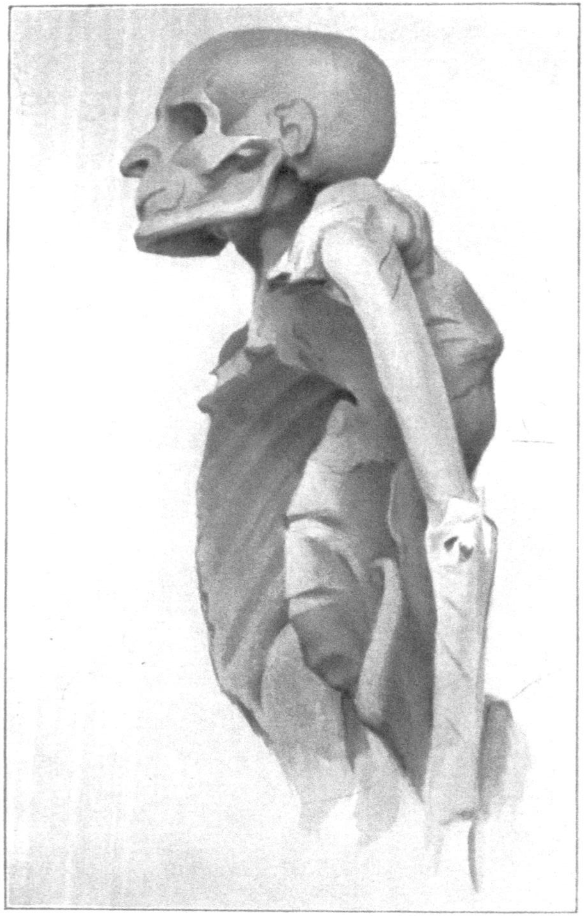

Fig. 1

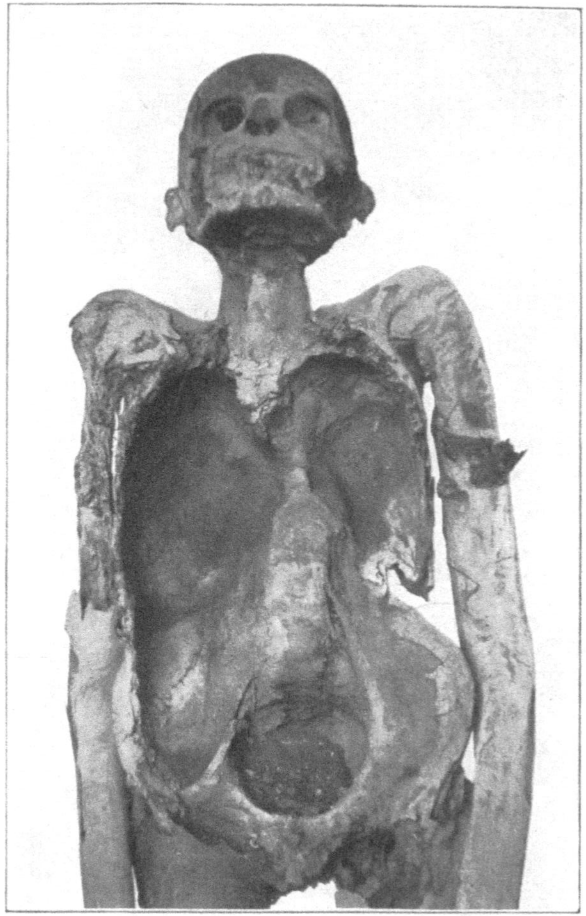

Fig. 2

Tafel I zu: Smith-Ruffer, Pott'sche Krankheit an einer ägyptischen Mumie

Zur

historischen Biologie der Krankheitserreger

Materialien, Studien und Abhandlungen

gemeinsam mit

V. FOSSEL, Graz, T. v. GYÖRY, Budapest, W. HIS, Berlin

herausgegeben von

KARL SUDHOFF und GEORG STICKER
Leipzig Bonn

---

3. Heft

Grafton Elliot Smith und Marc Armand Ruffer

Pott'sche Krankheit an einer ägyptischen Mumie

aus der Zeit der 21. Dynastie (um 1000 v. Chr.)

Mit zwei Tafeln

Vorausgeschickt ist eine Skizze von

Karl Sudhoff

Zur Einführung und Orientierung

Gießen 1910
Verlag von Alfred Töpelmann (vormals J. Ricker)

Druck von C. G. Röder G. m. b. H., Leipzig.

Zur Einführung und Orientierung

von **Karl Sudhoff.**

Der Geschichte ist seit einigen Jahrzehnten in der Vorgeschichte eine Genossin erwachsen. Anfangs von der Zunft über die Achsel angesehen und heute noch manchmal in phantastische Flügelgewande des Dilettantismus sich zu kleiden liebend, hat sie es doch verstanden, langsam volle Beachtung sich zu erringen. An Schärfe der Kritik und Strenge der Methodik darf sie sich von der älteren Schwester nicht übertreffen lassen, ist auch ihr Quellenmaterial großenteils verschieden. Was kann es verschlagen, wenn durch fortschreitende Durcharbeitung und Aufarbeitung des prähistorischen Stoffes der Vorgeschichte ihr Gebiet durch die „Frühgeschichte" eingeengt wird? Der denkende Prähistoriker wird die weiterschreitende Aufhellung mit Freude begrüßen, wie er jedes Vorwärtsdringen der Erkenntnis auf seinem wie auf den Nachbargebieten willkommen heißt. Sind doch auch im Reiche der würdigen Muse Klio Arbeitsmethoden und Materialverwertung wesentlich erweitert worden und der Spaten wie die Realien der Altertumskunde längst gleichberechtigt neben die Prüfung des schriftlich Überlieferten getreten, das ja andererseits der Prähistorik, wenn nicht alles trügt, gleichfalls nicht völlig zu fehlen scheint. Sind uns doch auch beispielsweise die etruskischen, hettitischen und zentralamerikanischen Inschriften fast noch ebenso stumm wie die frühesten Kritzeleien und Markierungen auf prähistorischen Steinen, Wänden und Geräten.

Auch für die Geschichte der Krankheiten gibt es eine Früh- und Vorgeschichte. Sie gehen zunächst sogar vielfach noch weiter hinab als in der allgemeinen Völker-, Staaten- und Kulturgeschichte. Doch das ist großenteils Sache der Anschauung, vor allem der Methodik, vielfach sogar der konkreten Fragestellung.

Wann beginnt die Geschichte einer Krankheit? Was ist hier Frühgeschichte? Was Vorgeschichte? Will man sagen, die Geschichte der Masern z. B. beginnt mit dem Tage der strengen Differenzierung ihres gesamten Krankheitsbildes von dem aller anderen exanthematischen Fieber verwandter Erscheinungsformen? „Streng genommen" hätte das ja wohl einige Berechtigung. Noch strenger genommen, könnte man wiederum sagen, beginnt die Geschichte einer Infektionskrankheit erst mit dem Tage, an welchem ihr organisierter „Erreger" glücklich aufgespürt und in seiner bakteriologischen Gesamtbiologie völlig aufgeklärt ist. Jawohl, und bei den Masern befinden wir uns also dann noch in der Frühgeschichte oder gar Vorgeschichte? Und wer garantiert uns denn, daß wir bei den in ihren organisierten Erregern bekannten Infektionskrankheiten vor ferneren biologisch-ätiologischen Überraschungen sicher sind? — Also das ist wirklich mehr als billig „Geschmacksache", zeigt uns aber, wie hier überall Vorsicht und Nüchternheit und kritische Erwägung von nöten ist.

Trotzdem ist die wissenschaftliche Festlegung des Krankheitsbildes, seiner differenzial-diagnostischen Abgrenzung einer der wichtigsten Abschnitte in der Geschichte einer Krankheit, aber es entsteht dann sofort die weitere Aufgabe mit unabweisbarer Notwendigkeit, das wenn auch verhüllte Auftreten der betreffenden Krankheitseinheit durch die gesamte medizinische Literatur früherer Perioden bis zu deren ersten Anfängen ergänzend zu verfolgen und klar zu legen — oft ein schweres Stück historisch-kritischer Arbeit, nicht nur weil alle ärztlichen Schriftsteller stets die pathologischen Erscheinungen durch die Brille ihrer Gesamtmeinungen zu sehen pflegten, sondern vor allem, weil das objektive Erkennen eines Tatbestandes und seine schlichte Wiedergabe in der Schilderung eine schwere Kunst ist.

Zu sehen und das Geschaute wiederzugeben, hat kein Volk der Vergangenheit besser vermocht als das Volk der Griechen, und bessere Beobachter als die Ärzte aus der Schule des Hippokrates, ihn selbst an der Spitze, hat es kaum gegeben. Nun, man lese einmal aufmerksam fünf seiner Krankengeschichten und versuche es, sie in modernen Krankheitsbildern wiederzufinden, sie zu identifizieren! Es wird schwer sein, aber man kommt schließlich zu einem leidlich zufriedenstellenden Schlußergebnis. Hat man aber einmal fünfhundert Krankheitsbeschreibungen aus der Antike gelesen, studiert und analysiert, so ist man längst wieder bedenklich geworden und die Bedenklichkeit ist gewachsen mit der fortschreitenden Beschäftigung mit der Materie. Das Maß der Erkenntnis ist mächtig gewachsen indessen, aber auch das Maß der

Kenntnis von den wirklich in der Antike vorhanden gewesenen Krankheiten? Ich glaube nicht, daß jeder ehrliche Arbeiter auf diesem Gebiete den Mut haben wird, dies freudig zu bejahen. — Mir scheint fast, es muß einmal eine besondere kritische Untersuchung unternommen werden über die Frage, wo sind die Grenzen für unsere Identifizierungsmöglichkeit von Krankheiten aus ärztlichen Aufzeichnungen vergangener Zeiten, beispielsweise aus dem klassischen Altertum? Noch verwickelter wird die Frage, wenn man auch noch die Aufzeichnungen der Laienschriftsteller aller Art dazu heranzieht, wofür die Erkennung der Lepra in den Büchern des alten Testamentes und die verschiedenen Lösungen, welche diese Aufgabe gefunden hat, ein klassisch Exempel bilden.

Bestimmend, modifizierend, selbst unbewußt fälschend kommen dabei Wunsch, Zielstellung, Tendenz des Untersuchenden, ja ganzer Gruppen von Untersuchern zur Geltung, worauf ich nicht eingehen will, wie sehr es auch zutage liegt. Kurz und gut, man fühlt sich unwillkürlich getrieben, sich auch hier nach andern als literarischen Hilfsquellen in diesem Dilemma der Krankheitsidentifizierung in der Vergangenheit umzusehn. Auch hier kommt vor allem der Spaten in Frage, der neben den literarischen Quellen seine Bedeutung dokumentiert und Berücksichtigung beansprucht, aber auch schon vor der schriftlichen Überlieferung uns äußerst wertvolles Material liefert. Man hat denn auch schon seit längerer Zeit die Knochenarchive der Vergangenheit zu befragen begonnen und wird sie auch weiter befragen müssen, wieder und immer wieder mit gesteigerter Eindringlichkeit und geschärfter Methodik bei allen Krankheiten, die am Schädel und am Körperskelet ihre Spuren zurücklassen.

Leider ist es nur an wenigen Stellen der Erde möglich, sich auch über das Skelett hinaus noch Aufklärung über Krankheiten aus ferner Vergangenheit zu holen aus bewohnten Erdregionen, in denen religiöse Vorstellungen dazu geführt haben, daß man die Leiber der Verstorbenen durch besonders zweckdienliche Maßnahmen zu konservieren und auszutrocknen sich befliß. Man hat schon begonnen, auch die eingetrockneten Weichteile und Hautbedeckungen von Mumien der alten und neuen Welt zum Reden zu bringen in Fragen der Geschichte der Krankheiten. Im Folgenden wird dies ein Beispiel klar machen, dem die Untersuchung dieses Heftes gewidmet ist.

Alles ist freilich auch hier noch im Fluß, aber nur der Dogmatiker schließt vorzeitig die Akten und redet von „endgültigen" Ergebnissen! Wert haben für die Forschung auch die Manifestierung des Strebens nach Wahrheit und die Einzeletappen der Untersuchung mit ihren vorläufigen Teilresultaten, Wert auch vor allem der Ausbau und die Um- und Neugestaltung der Untersuchungsmethoden, deren Ergebnisse das Neumaterial der Wissenschaft bilden, mit dem weitergearbeitet werden kann.

Eine der interessantesten Fragen aus der Geschichte der Krankheiten ist zweifellos die nach dem ersten Auftreten oder allgemeiner gesagt nach dem Alter der Tuberkulose. Es lohnte heute schon der Mühe, auch nur das bereits vorliegende kasuistische Urkundenmaterial über diese Krankheit, geschrieben in prähistorische Skelette, zu sichten und zusammenzustellen; doch liegt das diesmal hier nicht im Plane.

Von europäischem Material sei nur an das vor einigen Jahren bei Heidelberg ausgegrabene Skelett aus der jüngeren Steinzeit erinnert, bei welchem eine Reihe von Wirbeln in typischer Weise zerstört und die Wirbelsäule infolgedessen nach vorn eingeknickt war.[1]) Dieser Fund weist der mörderischen Betätigung der Tuberkelbazillen am Menschenkörper schon einen Spielraum von mehr als zehntausend Jahren zu.

Es schien eine Zeitlang, als wenn das älteste Ägypten von dieser Menschheitsgeißel freigesprochen werden könnte, was ja ein trefflich Argument gewesen wäre für die Stichhaltigkeit unserer Heilindikation, beginnende Phthisiker zur Ausheilung an den Nil zu schicken. Aber es schien nur so: die rüstige Schürfarbeit englischer Gelehrter, namentlich der Herren Wood Jones und Grafton Elliot Smith (Mitarbeiter am vorliegenden Hefte),[2]) hat der Frage langsam ein anderes Gesicht, eine andere Beantwortung gegeben.

So wird die Tatsache immer zweifelloser, daß selbst schon in prädynastischer Zeit Knochentuberkulose, also doch wohl auch Lungentuberkulose am Nil vorgekommen ist. Es ist höchst lehrreich, in der Reihe der Untersuchungen altägyptischer und nubischer Skelette, wie sie die hochwertvollen Berichte des Archaeological Survey of Nubia von ersten Fachleuten veröffentlichen, zu sehen, wie den Untersuchern selbst diese Erkenntnis sich durchringt. Wir veröffentlichen im folgenden die genaue Untersuchung einer 3000 Jahre alten Mumie, deren Ergebnisse alle Zweifel ausschließen.

Auf diesen Beobachtungsfall war in No. 3 der Bulletins des genannten Archaeological Survey, Seite 32 schon hingewiesen worden. Einen wichtigen weiteren Fortschritt brachten die Nachforschungen

---

[1]) Vgl. Paul Bartels, Tuberkulose (Wirbelkaries) in der jüngeren Steinzeit. Archiv für Anthropologie 1907. N. F., Bd. VI, S. 243—255.

[2]) Herr Elliot Smith ist seit einigen Monaten Professor der Anatomie an der Universität Manchester.

des letztvergangenen Winters (November und Dezember 1909), die an einer alten Begräbnisstätte bei Dakka am Nil im alten Distrikt von Pselchis vorgenommen wurden. Von zehn dort ausgegrabenen prädynastischen Skeletten zeigten vier krankhafte Veränderungen der Wirbelsäule, und diese vier Skelette waren obendrein nur zwei Gräbern entnommen. Eines derselben barg zwei Skelette, das eines Mannes und das einer Frau, die beide kariöse Zerstörungen mehrerer Wirbelkörper aufwiesen, während im anderen Grabe zwei Skelette erwachsener männlicher Individuen und eines neunjährigen Knaben angetroffen wurden; der eine dieser Erwachsenen hatte an einer schweren Einknickung der Wirbelsäule infolge Zerstörung zweier Wirbelkörper gelitten, bei dem Knaben waren fünf Wirbel zerfressen und später zu einer unregelmäßigen Knochenmasse zusammengebacken. Die tuberkulöse Natur aller dieser Knochenaffektionen dürfte sich bei weiterer Untersuchung, die noch aussteht, als unabweisbar herausstellen und stellt uns vor zwei Alternativen. Entweder dies gehäufte Auftreten weist einen Fall von Durchseuchung einer ganzen Familie oder weiteren Verwandtschaft durch die Tuberkulosebazillengenerationen auf, oder dort am Nilufer bei Dakka war durch besondere Umstände eine Ansammlung Tuberkulöser in so früher Zeit veranlaßt, als welche man bei einiger Phantasie dort eine Heilstelle anzunehmen vermöchte, wo Tuberkulöse Genesung zu suchen pflegten. Vermutlich wird man sich für die erstere Hypothese entscheiden.

Zur Sicherstellung und wesentlichen Erweiterung krankheitsdiagnostischer Möglichkeiten trägt eine neue Untersuchungsmethode nicht unerheblich bei, deren Ausbau das nicht unbeträchtliche Verdienst des Leiters des ägyptischen Sanitäts- und Quarantäne-Departements, Prof. Dr. Marc Armand Ruffer, Exzellenz, in Alexandria ist, der sich seit einer Reihe von Jahren mit der mikroskopischen Untersuchung normaler und pathologisch veränderter Mumiengewebe beschäftigt. Er ist dabei zu sehr interessanten Ergebnissen gekommen, die er in einer Reihe von Zeitschriftenartikeln niedergelegt und kürzlich im Cairo Scientific Journal (Vol. IV, No. 40) vom Januar 1910 in einem hübschen Aufsatz zusammengefaßt hat,[1]) in welchem er ausführlich seine Methoden und sein Vorgehen im Einzelnen darlegt und einen Überblick gibt über die bisherigen Ergebnisse, die immerhin recht respektabel genannt werden müssen und für die Zukunft weite Perspektiven eröffnen. Atherom der Arterien, Anthracosis pulmonum, krupöse Pneumonie, Leberzirrhose, Nierenabszesse haben

[1]) **Remarks on the Histology and Pathological Anatomy of Egyptian Mummies. S.-A. 5 Seiten.**

sich seinen Aufquellungs- und Färbungsmaßnahmen enthüllt, von Phosphat- und Uratsteinen in Blasen- und Nierenbecken gar nicht zu reden; verkalkte Bilharziaeier in einer Mehrzahl von Fällen gaben der schon lange auf anderem Wege erschlossenen altägyptischen „aematuria parasitaria“[1]) ein festes ätiologisches Fundament. Bazillen in Lungen- und Lebergewebe wurden mehrfach gefunden; in einem Falle waren die Blutgefäße der Leber derart mit solchen Mikroorganismen angefüllt, die Pestbazillen ähnelten, daß nur der Nachweis eines Pestbubo noch fehlte, um die Diagnose Beulenpest zweifellos zu machen. Auch multiple Abszesse mit Colibazillen wurden in einem Falle beobachtet.

In dieser Verwendungsweise modernster Untersuchungsmethoden auf ältestes Material — die hoffentlich auch bald auf südamerikanische Mumien Anwendung finden — bildet auch die vorliegende Untersuchung eine kleine Etappe. Freilich, das letzte ist auf dem Gebiete der historischen Tuberkulose-Erforschung der Frühzeit noch nicht erreicht. Tuberkelbazillen zu färben ist an seinem Material von 3000 und mehr Jahren Herrn Marc Armand Ruffer noch nicht gelungen; das ist also noch ein Zukunftspostulat. Doch die nüchterne Tatsachenforschung hat für Verschleierungen kein Bedürfnis; sie registriert in gewissenhafter Weise auch die negativen Resultate. Was heute noch nicht ist, kann der morgige Tag bringen. Die Forschung ist am Werke. —

[1]) Vgl. Felix von Oefele, Studien über die altägyptische Parasitologie. Archives de Parasitologie, V. S. 499—503. Paris 1902.

Pott'sche Krankheit an einer ägyptischen Mumie aus der Zeit der 21. Dynastie (um 1000 v. Chr.).

Von **Grafton Elliot Smith** und **Marc Armand Ruffer.**

Es ist nichts Neues, die Entdeckung eines Falles von Pottscher Krankheit in Überresten aus Altägypten anzukündigen. Wir glauben jedoch, daß unser Fall das erste echte Beispiel jener Krankheit ist, das an ägyptischen Mumien gefunden wurde, dessen Wichtigkeit durch die Tatsache wächst, daß uns ihr typisches Bild ermutigt hat, mehrere später ausgegrabene Fälle als tuberkulös zu identifizieren.

Die Wirbelsäulen archaischer Ägypter, welche von Dr. Fouquet als Beispiele Pottscher Krankheit beschrieben wurden (siehe J. de Morgan: Recherches sur les origines de l'Egypte, Paris 1897, Appendice par le Dr. Fouquet), sind für uns typische Beispiele von Osteoarthritis, so wie sie Dr. Wood Jones unter dem Namen „Spondylitis deformans" beschrieben und abgebildet hat. (The Archaeological Survey of Nubia, Bulletin No. 2, Cairo 1908 Plate LIV.)

Diese Erkrankung war in Ober-Ägypten so verbreitet — besonders wahrscheinlich in prädynastischer Zeit —, daß gelegentlich einer von uns (G. E. S.) Beweise davon an jedem ausgewachsenen Skelett in einem großen allgemeinen Begräbnisplatze fand. Sie war auch zur Zeit der persischen Dynastien, zirka 525—332 v. Chr., verbreitet, und in Unter-Ägypten zeigen selbst die Skelette von makedonischen Soldaten und deren Familien (seit zirka 332 v. Chr.) — kürzlich von Dr. Breccia ausgegraben — oft unverkennbare Merkmale dieser Krankheit. (M. A. R.)

Prof. Poncet stellt auch die Diagnose tuberkulöser Erkrankung an der Wirbelsäule eines Affen, den Prof. Lortet in einem alten thebanischen Begräbnisplatz gefunden (Lortet et Gaillard: La faune momifiée de l'ancienne Egypte. Lyon 1905. pp. 228—231 Fig. 95), und sagt Seite 231: „Ich will als Beweis hierfür nur die Ähnlichkeit dieser Wirbelankylosen mit denjenigen anführen, die wir oftmals beim Menschen konstatierten und deren tuberkulösen Ursprung wir dargewiesen haben. .... Diese Diagnose wird noch bekräftigt durch die Tatsache, daß die Tuberkulose beim Affen sehr häufig vorkommt.“ [1])

Wir können der Diagnose von Prof. Poncet nicht beipflichten, da wir mit der Mehrzahl der Pathologen behaupten, daß — was auch immer die Ursache von Spondylitis deformans sein mag — der Tuberkelbazillus nicht als Faktor in deren Ätiologie nachgewiesen worden ist, und daß eine scharfe Unterscheidungslinie zwischen ihr und der Rückenwirbeltuberkulose (Pott'scher Krankheit) gezogen werden muß.

Einer von uns (G. E. S.) fand vor ungefähr 5 Jahren — bei der Prüfung menschlicher Überreste, die Dr. Reisner in einem Begräbnisplatz des alten Kaiserreiches (Ausgrabungen der Hearst-Expedition) in Gizeh entdeckt hat — das Skelett eines kleinen Kindes (vielleicht aus der Zeit um 2700 v. Chr.), an welchem die typische krankhafte Veränderung von vorgerücktem Hüftleiden zu sehen war. Obgleich dasselbe höchstwahrscheinlich durch Tuberkulose entstanden war, konnte man keinen positiven Beweis dafür erbringen.

Im ersten Bulletin des Archaeological Survey of Nubia (p. 38) beschreibt Dr. Wood Jones eine Mumie mit ausgesprochener pathologischer Veränderung des Hüftgelenks (linkes Iliosakral-Gelenk) und der letzten beiden Lendenwirbel. Auch das linke Ellbogengelenk war stark verändert; von diesem liefen Fistelgänge aus, die sich auf der Hautoberfläche öffneten.

Damals wurde die Diagnose einer tuberkulösen Erkrankung gestellt, aber Prof. A. R. Ferguson von der medizinischen Schule in Kairo setzte dem entgegen, daß die Natur der Knochenneubildung nicht auf eine tuberkulöse Veränderung hindeute. Auch Dr. Charles Todd vom „Public Health Department“ suchte vergeblich nach Tuberkelbazillen in den Lungen.

Seit jener Zeit hat Dr. Derry (im Verlaufe seiner anthropologischen Arbeiten im Zusammenhang mit dem „Archaeolog. Survey of Nubia“) eine Reihe von kranken Wirbelsäulen — aus der Zeit von 2000 bis 3000 v. Chr. und sogar noch früher — gefunden, die eine so vollkommne Ähnlichkeit mit den Fällen besitzen, die hier

[1]) Je n'en veux pour preuve que la similitude de cettes ankyloses vertebrales avec celles que nous avons maintes fois constatées chez l'homme et dont nous avons démontré l'origine tuberculeuse. ... Ce diagnostic est encore corroboré par ce fait que la tuberculose est très commune chez le singe.

beschrieben werden sollen, daß — wenn letztere für tuberkulös erklärt werden dürfen, dieselbe Diagnose bei der Untersuchung der früher gefundenen Wirbelsäulen gestellt werden muß (siehe Archaeolog. Survey of Nubia, Bulletin No. 3 p. 32, No. 4 pp. 20, 26 und No. 5 pp. 21 und 22).

Die Mumie, mit der wir in diesem Bericht zu tun haben, war die irdische Hülle eines Priesters des Ammon aus der 21. Dynastie (zirka 1000 v. Chr.) und befand sich unter der großen Sammlung menschlicher Körper der „Seconde trouvaille de Deir el Bahari", die 1891 von M. Grébaut vom „Service des Antiquités" in der Gegend der großen thebanischen Hauptstadt aufgefunden wurden.

1904 überantwortete Sir Gaston Maspéro (Generaldirektor des „Service des Antiquités") vierundvierzig dieser Mumien (seit 1891 im Museum der Altertümer von Kairo aufbewahrt) an das anatomische Museum der medizinischen Schule von Kairo. Unter diesen fand einer von uns beiden (G. E. S.) die Mumie dieses typischen Buckeligen; leider trug sie aber keinen Zettel, der bezeichnet hätte, aus welchem Sarg sie genommen war, und auch auf den diesen Leichnam umhüllenden Leinwandbandagen keine Angabe, um uns die Identifizierung oder die Festsetzung ihrer genauen chronologischen Stellung zu ermöglichen.

Die besonders gut erkennbare Technik des Einbalsamierungsvorgangs, wie solche in den Tagen der 21. Dynastie angewandt wurde, ist ausführlich anderswo beschrieben (G. E. S. „A Contribution to the Study of Mummification in Egypt". Mémoires présentées à l'Institut Egyptien Vol. V. Fasc. 1. 1906), läßt uns jedoch mit Sicherheit feststellen, daß diese Mumie in der genannten Zeit einbalsamiert worden war.

Das allgemeine Aussehen der Überreste dieser Mumie eines jungen erwachsenen Mannes wurde in der von Mrs. Cecil Firth freundlichst verfertigten Skizze (Tafel I, Figur 1) ausgezeichnet porträtiert. Tafel I, Figur 2, ist eine unretouchierte Photographie, die die Ansicht des Körpers von vorne darstellt, nachdem die vordere Körperwand entfernt war.

Augenscheinlich hatte hier eine ausgedehnte Zerstörung der Mitte des 1. Lendenwirbels und der unteren 3 oder 4 Rückenwirbel stattgefunden; das Rückgrat hatte in der unteren Rückengegend nachgegeben, und es war eine ausgesprochene unregelmäßige Einknickung entstanden. Die Rückengegend der Wirbelsäule bildet einen Winkel, dessen Spitze in der Verschmelzungsstelle des 8. und 9. Rückenwirbels liegt. Der erste Lendenwirbelkörper hat vorne und oben einen Ansatz zu einer starken neuen Knochenbildung genommen (wie Tafel I, Figur 2, gut zeigt); soweit durch Prüfung mit dem Messer gefunden werden konnte, war die Konsolidierung der Wirbelkörper eine vollständige und keine andere Knochenneubildung zu entdecken.

Von der rechten Seite des 1. Lendenwirbelkörpers sieht man eine breite abgeplattete Anschwellung ausgehen, die sich nach unten längs eines Stranges hinzieht, demjenigen entsprechend, welchen an der linken Seite der Lendenmuskel (Musculus psoas) bildet, bis in die rechte Darmbeingrube (Fossa iliaca), in welcher sie sich verliert. Keine Spur von einer Öffnung in der Haut war am Oberschenkel oder am Bein oder in der Lendengegend zu finden, wo Abszesse von Krankheiten der Wirbelsäule sich bei einigen Fällen zu öffnen pflegten, die einer von uns im Sektionsraum zu Kairo zu untersuchen Gelegenheit hatte.

Mikroskopische Untersuchung.

Bruchstücke von Trachea, Larynx und Bronchialdrüsen wurden mikroskopisch nach einer Methode untersucht, die einer von uns (M. A. R.) schon besprochen hat. Man erweichte die Gewebe in einer Lösung, die wie folgt zusammengesetzt war:

Alkohol	30 cc
Wasser	50 „
5 % kohlensaure Natronlösung .	20 „

legte sie dann in immer konzentrierteren Alkohol, in absoluten Alkohol, in Chloroform, und bettete sie schließlich in Paraffin ein. Schnitte solcher Gewebe wurden mit Hämatoxylin oder speziell für Tuberkelbazillen gefärbt, etwas Abnormes konnte jedoch nicht daran entdeckt werden.

Mit einer kleinen Trepankrone von ungefähr 15 mm Durchmesser entfernten wir sodann von dem vermutlichen Psoasabszeß einen Gewebszylinder. Es zeigte sich, daß eine deutliche Höhlung, groß genug, um einen kleinen Finger durchzulassen, die obere Schicht vom Knochen trennte, und durch diese Höhlung konnte mit Leichtigkeit eine Sonde nach dem Oberschenkel geschoben werden. Deutliche muskulöse Fasern konnten mit bloßem Auge nicht gesehen werden.

Behufs Kontrolle dieser Beobachtung wurde mit derselben Trepankrone ein Probestück an der entsprechenden Stelle in der linken Fossa iliaca entnommen. Nur eine dunne Gewebeschicht trennte den Knochen hier von der Oberfläche und dies war unzweifelhaft quergestreifte Muskelsubstanz. So ergab sich also der positive Beweis für eine krankhafte Veränderung in der Gegend des rechten Lendenmuskels (Musc. psoas).

Linke oder gesunde Seite:

Das angebohrte Stück bestand aus gelblich-weißem, fleckigem Material von Aussehen und Konsistenz normaler einbalsamierter Muskelfaser (siehe Tafel II B). Es fühlte sich hart an, wenn auch nicht körnig, und kleine biegsame Muskelfaserstreifen konnten leicht abgetrennt werden (siehe Tafel II C). Wegen der sehr tief gelb gefärbten Materie, die die Struktur einbalsamierter Gewebe immer verdunkelt, vermochte man nach einfachem Zupfen durch histologische Untersuchung sehr wenig zu finden. Nach der Erweichung kleiner Stückchen durch 12—24 Std. in $^{1}/_{10000}$ Ätzkalilösung war aber die Muskelfaser leicht zu erkennen. Die Querstreifung war unverkennbar und an einigen Stellen war das Sarkolemma nachweisbar, doch waren, wie es meist bei einbalsamierten Muskeln der Fall ist, keine Zellkerne zu unterscheiden.

Schnitte hiervon wurden auch nach der oben beschriebenen Methode präpariert und die Präparate zeigten, daß der Muskel sehr gut erhalten und kein Leichen-Packungsmaterial zwischen die Fasern gedrungen war. Die Querstreifung, obgleich gut erkennbar, war vielleicht nicht so vollkommen erhalten wie an Muskeln anderer Mumien. Dieser Punkt ist nicht so sehr wichtig, da es beträchtliche Unterschiede im Erhaltungszustand ägyptischer Mumien gibt, selbst bei denjenigen der nämlichen Dynastie.

Rechte oder kranke Seite:

Der Stand der Dinge auf dieser Seite war makroskopisch und mikroskopisch ein durchaus anderer. Erstens mußte man von der Oberfläche des herausgebohrten Stückes eine verhältnismäßig große Menge pulverigen schwarzen Stoffes, hauptsächlich aus Holzkohle bestehend, entfernen. — Zweitens sah das durch das Ausbohren erhaltene Stück ganz anders aus wie dasjenige von der linken Seite. Es zeigte eine schmutziggelbe Farbe, war aber stellenweise glänzendweiß und hie und da mit pechschwarzen Flecken getupft (siehe Tafel II A). Seine Konsistenz war hart, aber kleine Partien zerkrümelten rasch unter dem Finger, was allein schon genügte, um den Unterschied zwischen der Muskelstruktur rechts und links zu veranschaulichen. In den inneren Partien des ausgebohrten Stückes zeigte der leicht zerkrümelnde Stoff ein schmutziggelbes Aussehen und ein ganz wenig Beimischung des oben beschriebenen schwarzen Pulvers.

In Deckglaspräparaten konnte man erkennen, daß die schwarzen Bestandteile des ausgebohrten Stückes fast gänzlich aus kleinsten Teilchen von Holzkohle und Pflanzenüberresten bestanden, die augenscheinlich als Verpackungs- oder Ausstopfungsmaterial gedient hatten. Außerdem fand man eine gewisse Menge eines gelben glänzenden Stoffes (Harz?). — Die Bemühungen, aus dieser schwarzen Substanz Schnittpräparate zu machen, waren von keinem Erfolge gekrönt, da dieser Stoff in der ihn erweichenden Lösung nicht aufquoll, sondern hart und zerbrechlich blieb.

Der gelbliche Stoff veränderte sich nicht merklich in der erweichenden Lösung, nichtsdestoweniger wurden aber ziemlich gute Erfolge erzielt. Die Präparate zeigten: a) muskulöse Fasern, obgleich nicht zahlreich, so doch genügend gut erhalten, um die Querstreifung und des Sarkolemma zu zeigen.

Die Muskelfasern waren b) in einen körnigen Stoff, bestehend aus unregelmäßigen rundlichen Körpern, eingebettet, von keiner besonderen Struktur, aber mit Hämatoxylin und Eosin (siehe Tafel II, F) gut sich färbend. Man war versucht, diese Körper für Leukozyten anzusehen; obgleich aber diese Diagnose nicht unwahrscheinlich ist, konnte doch kein typisches weißes Blutkörperchen nachgewiesen werden. Vermischt mit diesen Körperchen war c) eine gewisse Menge Holzkohle (siehe Tafel II, E und F) und eines gelblich-krystallartigen Stoffes (siehe Tafel II, F), welche augenscheinlich Packungsmaterial waren.

Man konnte auch d) eine große Anzahl von eiförmigen Körperchen (siehe Tafel II, G) sehen, welche sich mit Hämatoxylin schwach und gleichmäßig färben ließen, und deren äußere Enden etwas verdickt waren und tiefer sich färbten (siehe Tafel II, G). Ihre Konturen waren scharf und bei manchen war eine deutliche Membran zu erkennen. Sie lagen vereinzelt, öfter auch in Gruppen von 6 bis 12, manchmal sogar von 30 bis 40 zusammengeballt. In manchen Fällen hatten sie alle gleichmäßige Struktur (siehe Tafel II, G), aber manchmal waren sie mehr oder weniger deformiert (siehe Tafel II, J). Nach ihrer Form und Struktur zu urteilen, sehen wir sie als Schimmel-Sporen an; denn sich verästelnde Myzelien waren deutlich an vielen Präparaten zu sehen (siehe Tafel II, H). Mikrokokken oder Bazillen konnten durch keine Methode nachgewiesen werden.

Um es kurz zusammenzufassen: Der linke Psoas bestand aus normalen Muskelfasern; dagegen war die Oberfläche des rechten Psoas mit einer großen Menge schwarzen staubigen Stoffes, bestehend aus Holzkohle, Pflanzenfaser, Harz (?) etc., als Packungs- und Ausstopfungsmaterial gebraucht, bedeckt. Die tiefen, mehr gelben Teile bestanden aus Muskelfasern, welche in einer großen Menge körnigen Stoffes (Leukozyten?) eingebettet lagen, vermischt mit einer gewissen Menge von Holzkohle etc. (Packungsmaterial) und Schimmel.

Schlußfolgerung.

Der mikroskopische Befund des rechten Psoas unterstützt die Diagnose, zu der man nach einer Prüfung mit bloßem Auge gelangte, nämlich das Vorhandensein eines Psoasabszesses auf der rechten Seite.

Es wurde zwar kein Eiter gefunden, der mit Sicherheit erkannt werden konnte, aber man muß sich vergegenwärtigen, daß während des Einbalsamierungsprozesses der meiste Eiter mechanisch weggewaschen oder aufgelöst oder zur Unkenntlichkeit verändert wurde durch das sogenannte „Natronbad". Daß der rechte Psoas in einem weicheren, halb flüssigen Zustand sich befand, als der Körper aus der konservierenden Lösung genommen wurde, wird bewiesen durch die Tatsache, daß das Ausstopfungsmaterial (Holzkohle etc.) tief zwischen die Muskelfasern gedrungen ist.

Eine andere wichtige Tatsache, die zugunsten dieser Ansicht spricht, ist, daß sich eine Höhlung zwischen Muskel und Knochen der rechten Seite befand, wogegen sich an der linken Seite keine derartige Höhlung auffinden ließ. Der rechte Muskel muß deshalb durch irgend einen pathologischen Prozeß schon bei Lebzeiten mehr oder weniger von dem Knochen losgelöst gewesen sein.

Erklärung der Tafeln.

Tafel I.

Figur 1. Zeichnung der Mumie, ausgeführt von Mrs. Cecil M. Firth.
Figur 2. Unretouchierte Photographie derselben Mumie von vorne.

Tafel II

(gemalt von Frl. Alice M. Ruffer).

A. Stück von der Außenseite des rechten Psoasmuskels (kranke Seite), durch Trepankrone entfernt.
B. Stück von der Außenseite des linken Psoasmuskels (gesunde Seite), vermittelst Trepankrone entfernt.
C. Kleine Stücke von A. abgetrennt.
D. Kleine Stücke von B. abgetrennt.
E. Deckglaspräparate des gelben Teils von A. (Leitz Obj. 4. Oc. 1).
F. Kleine Teile von E. stark vergrößert (Leitz Obj. 1./12. Oc. 1).
G. Schimmelkeime (dieselbe Vergrößerung).
H. Verzweigte Pilzmassen (dieselbe Vergrößerung).
J. Pilze und Keime mehr oder weniger degeneriert (dieselbe Vergrößerung).

Nähere Beschreibung im Text.

Tafel II zu: Smith-Ruffer, Pott'sche Krankheit an einer ägyptischen Mumie

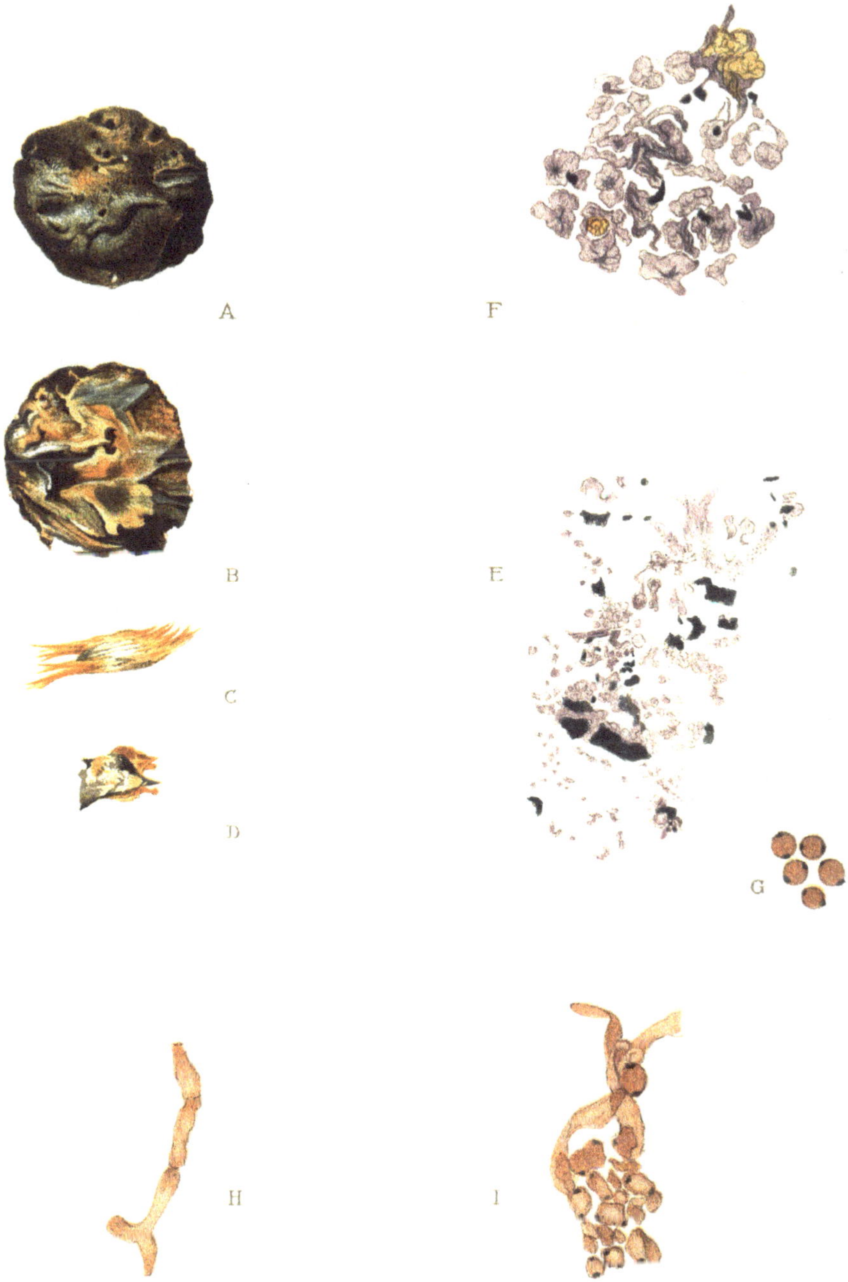

Alice M. Ruffer ad nat. pinx.

Druck von C. G. Röder G. m. b. H., Leipzig.

MIX
Papier | Fördert gute Waldnutzung
FSC® C083411

Zeitfracht Medien GmbH
Ferdinand-Jühlke-Straße 7
99095 Erfurt, Deutschland
produktsicherheit@kolibri360.de